BEI GRIN MACHT SICH IHR WISSEN BEZAHLT

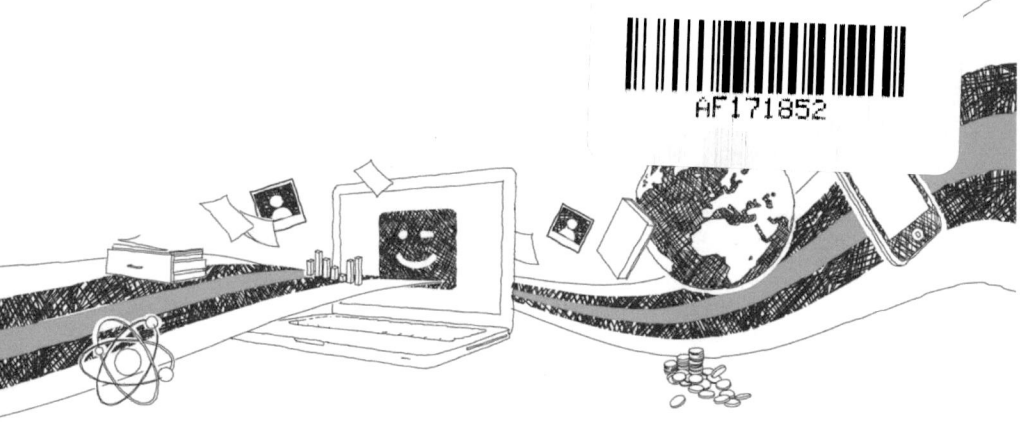

- Wir veröffentlichen Ihre Hausarbeit, Bachelor- und Masterarbeit

- Ihr eigenes eBook und Buch - weltweit in allen wichtigen Shops

- Verdienen Sie an jedem Verkauf

Jetzt bei www.GRIN.com hochladen und kostenlos publizieren

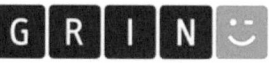

Bibliografische Information der Deutschen Nationalbibliothek:

Die Deutsche Bibliothek verzeichnet diese Publikation in der Deutschen Nationalbibliografie; detaillierte bibliografische Daten sind im Internet über http://dnb.d-nb.de/ abrufbar.

Dieses Werk sowie alle darin enthaltenen einzelnen Beiträge und Abbildungen sind urheberrechtlich geschützt. Jede Verwertung, die nicht ausdrücklich vom Urheberrechtsschutz zugelassen ist, bedarf der vorherigen Zustimmung des Verlages. Das gilt insbesondere für Vervielfältigungen, Bearbeitungen, Übersetzungen, Mikroverfilmungen, Auswertungen durch Datenbanken und für die Einspeicherung und Verarbeitung in elektronische Systeme. Alle Rechte, auch die des auszugsweisen Nachdrucks, der fotomechanischen Wiedergabe (einschließlich Mikrokopie) sowie der Auswertung durch Datenbanken oder ähnliche Einrichtungen, vorbehalten.

Impressum:

Copyright © 2015 GRIN Verlag, Open Publishing GmbH
Druck und Bindung: Books on Demand GmbH, Norderstedt Germany
ISBN: 978-3-668-15821-4

Dieses Buch bei GRIN:

http://www.grin.com/de/e-book/315400/medizin-und-recht-eine-medizin-rechtshistorische-abhandlung

Lore Bürgstein

Medizin und Recht, eine medizin-rechtshistorische Abhandlung

GRIN Verlag

GRIN - Your knowledge has value

Der GRIN Verlag publiziert seit 1998 wissenschaftliche Arbeiten von Studenten, Hochschullehrern und anderen Akademikern als eBook und gedrucktes Buch. Die Verlagswebsite www.grin.com ist die ideale Plattform zur Veröffentlichung von Hausarbeiten, Abschlussarbeiten, wissenschaftlichen Aufsätzen, Dissertationen und Fachbüchern.

Besuchen Sie uns im Internet:

http://www.grin.com/

http://www.facebook.com/grincom

http://www.twitter.com/grin_com

Medizin und Recht, eine medizin-rechtshistorische Abhandlung

Im Altertum bildeten sich in den Hochkulturen von China, Indien und im Mittelmeerraum unterschiedliche Medizinsysteme heraus, die vielfach verändert und vermischt auch in der westlichen Alternativmedizin eine große Rolle spielen. Die traditionelle chinesische Medizin entstand etwa im zweiten Jahrtausend v.Chr. aus einfachen Dämonen- und Ahnenheilkulturen. Die praktische Medizin ist aus der Zeit um 300 v.Chr. bekannt. Die Ayurveda-Medizin Indiens wurde ebenfalls aus den älteren, magisch-theistischen Glaubensinhalten definiert. Sie beruht theoretisch auf einer Temperamentenlehre verbunden mit einer Gleichgewichtsphysiologie der Elemente Luft, Galle und Schleim, also auf Ernährung und Meditationsübungen, wie z.B.Yoga. (Das Gesundheitssystem, Ausgabe der deutschen Krankenkassen 1993-2006). In der Medizin der ägyptischen, griechischen und römischen Antike wurzelt die heute weltweit verbreitete westliche Medizin. Historiker teilen die antike Medizin in vier Phasen ein. Die erste, theurgisch-magische Medizin behandelte Kranke in Tempeln und versuchte, göttliche Heilwunder auszulösen. Ihr Ende wird mit der Lebenszeit des Hippokrates von Kos (460-380/70v.Chr.) assoziiert. Hippokrates war Namensgeber einer neuen Naturphilosophie aus Elementenlehre und Qualitätenpathologie, die ärztliches Handeln vom direkten Einfluß der Gottheiten unabhängig machte. Die hippokratische Praxis aus Diagnose, Therapie und Prognose ist bis heute üblich; die hippokratischen Fallbeschreibungen gelten als Ursprung der heutigen wissenschaftlichen Medizin. (Das Gesundheitssystem, s.o.) In der folgenden hellenistischen Phase bildeten sich neben der hippokratischen weitere Ärzteschulen aus, wie die der Empiriker, Methodiker und Pneumatiker. Darauf folgte die griechisch-römische Phase, deren anatomischen, pharmakologischen und chirurgischen Werke neben denen des Hippokrates das Denken des Abendlandes bis zur Aufklärung bestimmten. Die byzantinische Epoche, die seit der Trennung des oströmischen Reiches vom weströmischen beginnt, ergänzte die Medizin durch Pulslehre und Harnschau und endete mit dem Fall von Konstantinopel 1453. Danach übernahmen islamische Gelehrte die medizinischen Traditionen und entwickelten Schulen für Botanik, Diätetik und Chirurgie, welche durch das herausragende Werk des Avicenna gekrönt wurden, bis zum Eintritt in die Renaissance. Erst hier durch den Anatomen Andreas Vesal (1514/15-1564) setzte sich ein neuer Gelehrtentyp durch, der sich auf Grund eigener Sektionen und Erarbeiten umfangreicher anatomischer Werke, von den antiken Vorbildern des Hippokrates und Galen lösen konnte, auch Paracelsus (1493-1541) verwarf in seiner Iatrochemie die hippokratische Viersäftelehre. Mit den experimentellen Methoden des 17.Jh. wird dann das Zeitalter der wissenschaftlichen Medizin eingeleitet.

Dem kurzen medizinhistorischen Abriß soll jetzt eine rechtshistorische Betrachtung folgen. Da das Zusammenleben der Menschen so geregelt ist, dass Konflikte weitgehend vermieden werden sollen, müssen die Ansprüche eines Individuums in der Gesellschaft geregelt werden. So entstanden Verhaltensnormen für das Leben in einer sozialen Gemeinschaft, die zunächst an das Bestehen von Gesetzen nicht gebunden waren. Dabei spielten die gesellschaftlichen Gegebenheiten und die Interessen der sozialen Machtpositionen eine große Rolle, die ein spezifisches Normensystem des Rechts schaffen mussten, die Gesetze. In der Geschichte des Medizinrechts in Europa lassen sich griechische, römische und kanonische Wurzeln nachweisen. „Zu den bleibenden Errungenschaften des griechischen Rechts gehört die Einsicht in die ungeschriebenen Gesetze einer Ethik, die über allem positiven Recht steht." (Winkler, H.A.:Geschichte d.Westens,S.29). Damit beansprucht in einem tragischen Konflikt das Gewissen eines einzelnen Menschen Vorrang vor dem Gesetz der Gemeinschaft. Wobei in der vorchristlichen und hellenistischen Zeit das athenische Vorbild als maßgebend angesehen wird, wo unter dem Begriff der Polis ein von Vollbürgern (mit Bürgerrecht) geführter demokratischer Staat verstanden wurde in dem auch rechtlose Sklaven und Hörige lebten. (Busolt,G.: Griechische Staatskunde, München 1920). Das griechische Recht breitete sich bsd. in den Donaufürstentümern aus und ist auch in den Gesetzen der Normannen, Langobarden und Staufer zu finden. Im römischen Recht findet durch die Isolierung der Rechtsfragen von allen anderen sozialen, wirtschaftlichen und politischen Aspekten, die „Konstituierung einer eigenständigen Rechtswelt"statt.(Wieacker,zit. bei Troje,H.E.,S.250). Das römische Recht entwickelt sich, als Privatrecht, auf dem Boden einer streng aristokrakratisch verfassten Res publica, die erbliche Anhäufung von Reichtum und Macht begünstigt.(Troje,H.E.: Euopa und griechisches Recht,Antrittsvorlesung 1970)." Das mächtige Ringen zwischen fester Tradition (ius) und fortschreitender Auflockerung (aequitas), das die ganze römische Rechtsgeschichte durchzieht, wird von dem orientalischen Gedanken abgelöst, dass der Despot jeden Fall nach dem, was ihm billig scheint, nach eigenem Gutdünken entscheidet und befreit von der Fessel des überlieferten Rechts" (Pringsheim,F.: Ge-smmelte Abhandlungen, Heidelberg 1961, S.60). In dem Rangverhältnis der Geschlechter fiel dem Mann die patria potestas auch über die Frau zu; die Frau braucht die Führung des Mannes und gerät ohne diese auf Abwege. Das klassisch-antike römische Recht war in der ausgehenden Spätantike (533/534) im Corpus Iuris Civilis aufgezeichnet worden und zählte seit seiner Wiederentdeckung im 12. Jh. zu an den Universitäten gelehrten Disziplinen.Im Zuge der sog.Rezeption um 1500 hatte das universitär weiterentwickelte römische Recht als sogenanntes Gemeines Recht (ius communis) auch im gewonheitsrechtlichen Weg Eingang in die Rechtspraxis gefunden. Die Beschäftigung mit römischem Recht war somit bis zum Inkrafttreten der großen Kodifikationen (französischer Code Civil 1804, deutsches Bürgerliches Gesetzbuch 1900) kein rein historisches Anliegen. (Olechowski,Th. Gamauf R., Mainz, Wien 2006). Nach der Kodifizierung galt es noch für das europäische Privatrecht als universitäres Propädeutikum.

Die römisch-katholischen Geistlichen lebten überall nach dem Recht der römischen Kirche, zu welchem das römische Recht des Corpus Iuris Civilis in einem nahen Verhältnis stand. Denn vieles daraus war als grundlegend in die kanonischen Satzungen teils wörtlich, teils dem Inhalt nach eingegangen. Es war im Allgemeinen anerkannt, „das den Römisch-Justinianischen Rechtsbüchern die Bedeutung von ergänzenden und aushelfenden Quellen für das Recht der Kirche zukomme." (Muther,Th.,Vortrag 1871,S.5). Die Kleriker zeigten damals sowohl Kenntnisse des kanonischen als auch des römischen Rechts. Jedoch war kirchlichen Personen zum Studium nur Theologie und kanonisches Recht gestattet, Zivilrecht war verboten. Da sich mit den oft einfach zugeschnittenen Sätzen des einheimischen Rechts, nicht alle Rechtsfragen entscheiden ließen, waren viele Städte bestrebt, einen geistlichen Juristen zu engagieren, weil sie oft in Abhängigkeit oder Kämpfen mit der Kirche oder kirchlichen Personen standen. Da es im 12.und 13.Jh. im deutschen Reich nur Kloster- und Domschulen für die Jurisprudenz gab, waren Kenner der ausländischen Rechte äußerst selten. Außerdem galt der Grundsatz, dass jede Rechtsverletzung auch sündig sei und deshalb ein geistlicher Richter nötig sei. Das Volk achtete das Recht der Kirche und man forderte, dass das von weltlichen Gerichten zur Anwendung gebrachte Recht nicht gegen die kirchlichen Satzungen verstoßen dürfe. Das römische Recht wurde geachtet, weil die Kaiser des heiligen römischen Reiches deutscher Nation als Reichs- und Rechtsnachfolger der alten römischen Kaiser galten. Kaiser und Fürsten liebten das römische Recht wegen der im Justinianischen Kodex hervortretenden monarchischen Tendenzen. Der Begriff „deutsches Recht" war im Mittelalter nicht bekannt. Es gab regionale Rechte, z.B. sächsisches und schwäbisches Landrecht und Magdeburger und Lübecker Stadtrecht. Nach mittelalterlicher Auffassung fiel das gesamte Schulwesen in den Geschäftsbereich der Kirche. Das wachgewordene Bildungsbedürfnis der deutschen Nation führte dann in der zweiten Hälfte des 14.und 15. Jh. zur Gründung der deutschen Universitäten (Heidelberg 1386, Erfurt 1379/89, Köln 1388). Die meisten wurden vom Papst auf Ersuchen der Landesfürsten und auf Betreiben der Stadtobrigkeiten privilegiert und sollten zu Pflanzschulen der Rechtswissenschaft werden. Die kirchlichen Gerichte hatten im 14.Jh. an Bedeutung gewonnen, der Grund ist darin zu suchen, dass dem kirchlichen Prozeß eine wirksame Exkommunikation und eine im Interdikt gipfelnde Exekution folgen konnte, welche im ganzen Reich durchführbar war. Während weltliche Richter meist nur über beschränkte Gebiete richten konnten. So wurden Wege gesucht, weltliche Rechtsstreitigkeiten auch bürgerliche Schuldsachen , einer kanonischen Prozedur zu unterziehen, und der Papst ernannte Bischöfe zu päpstlichen Richtern für Rechtsstreitigkeiten der Universitätsangehörigen. Auch die Einwirkung der Rechtsdoktoren auf die kaiserlichen Gerichte verstärkte sich. So erwies sich das weltliche Schwert als zu stumpf, um ausreichenden Rechtsschutz zu gewähren. Die Kaiserlichen Hofgerichte bestanden bis 1495, danach gab das feststehende Reichskammergericht vor, daß römisch- kanonische Verfahren beim obersten Gerichtshof des Reiches eingeführt wurden. Sie sollten als Hilfsquelle dienen, wenn die einheimischen Reichs -und Landesrechte nicht ausreichten. Es war ein Vorteil, das Produkt jahrhundertelanger Arbeit der Römer zu übernehmen und durch das kodifizierte römische Recht zugleich ein Muster für die juristische Methode zu gewinnen, was die die Entwicklung des deutschen Volkes wesentlich bereicherte.(Muther,Th. s.o.).

In den Anfängen der Kulturen hatten Zauberer, Regenmacher und dergleichen Leute das Vertrauen der Kranken, oder die Medizin lag in den Händen der Priester. Auch bei der fortgeschrittenen Kultur der Ägypter (etwa ab 3000 v.Chr.) stand die Priestermedizin hoch im Kurs. Die Priesterärzte verfügten über hohe pharmakologische Kenntnisse, von denen nicht abgewichen werden durfte. Neben interner und chirurgischer Behandlung wurden auch theurgische Maßnahmen (Tempelschlaf, Opfer u.a.) durchgeführt, weil man Erkrankungen auch als göttliche Strafe ansah. Der Unterricht wurde in Priesterschulen erteilt. Erst durch die schriftliche Abfassung, wie sie im Papyrus Ebers überliefert ist, erhalten wir Aufschluß über die damaligen Verhältnisse. Dieser entstand etwa um 1500 v.Chr. und Hippokrates gilt als Schüler dieser Medizin. Und durch ihn kam die Heilkunde von der Priestermedizin weg und wurde ein bürgerlicher Beruf (Alfred Bäumer, S.15). In Altbabylonien lag die Heilkunde in den Händen der Magier. Aus der Zeit um das Jahr 2000 v.Chr. sind wir durch die schriftliche Festsetzung der Gesetze auf der berühmten Gesetzesstele des Hammurabi, des Königs von Babylon, unterrichtet (Hugo Winkler, s.dort). Zehn Paragraphen bestimmen über die Gebühren des Arztes sowie über ihn betreffende Strafen. Bei Tötung des Patienten oder Zerstörung des Auges (z.B. Staroperation) sollten dem Arzt die Hände abgehackt werden. Im griechischen Kulturkreis zeigte der Gesetzgeber im Gegensatz zur hohen Entwicklung der med. Wissenschaft geringes Interesse an deren Vertretern, den Ärzten. (Bäumer,S.15). In Griechenland gab es sowohl philosophisch gebildete freie Ärzte als auch unfreie Ärzte, die jedoch nur Unfreie behandeln durften. Die Tyrannen hielten sich Hof- und Leibärzte. Außerdem finden wir bezahlte Armen- und Gemeindeärzte sowie Militärärzte. Als erster angestellter Stadtarzt wird Demokedes von Kroton genannt (Moritz Wertner,1882). Im 4.Jahrhundert v.Chr. hatten alle griechischen Städte öffentliche Ärzte, die Einrichtung, die von den Griechen auf die Barbaren überging (Rudolf Pohls Schriften). Neben den Ärzten als Zivilpersonen gab es noch die Behandlung durch Priester. Der Unterricht wurde durch einzelne Ärzte erteilt, die Heilkunde war vielfach auf besondere Familien (Asklepiaden) beschränkt. Vor Eintritt in die Praxis wurde der Asklepiadeneid abgelegt, der unter dem Namen des Hippokrates überliefert ist. Von staatlichen Approbationen ist im allgemeinen nichts bekannt. „Der Ärztestand hielt sich besonders durch die großen wissenschaftlichen und ethischen Anforderungen, die er selbst an seine Jünger stellte, auf der Höhe. Die Selbsthilfe der Ärzteschaft ersetzte den Mangel an hinreichender Betätigung des Gesetzgebers." (Bäumer, S.17). Die Überflutung Roms durch die besiegten Griechen(etwa 200 v.Chr.) prägte zunehmend die römische und auch frühchristliche Zivilisation. Da sich die alten Römer vorwiegend mit Heerwesen, Politik, Verfassungsfragen und Recht befassten, wurden die Wissenschaften wenig beachtet. Beschäftigung mit der Medizin galt damals als eines Freien unwürdig. Unterricht und Praxis war Privatsache und die Ärzte galten jahrhundertelang fast ausschließlich als Sklaven, die zur Behandlung der Herrschaft und des Gesindes gehalten wurden. (Bäumer,S.19). Es gab aber auch freigelassene und frei eingewanderte Ärzte, z.B. den Griechen Archagathos (219 v.Chr.). Approbationen gab es wahrscheinlich seit Kaiser Hadrian (117-138 n. Chr.), sie konnten wieder entzogen werden. Cäsar verlieh 46 v.Chr. allen freien Ausländern, die in Rom praktizierten, das Bürgerrecht; Augustus erteilte es den Freigelas-senen unter den Ärzten. Und Hadrian gewährte 117 n.Chr. den Ärzten die Immunitä (Befrei-ung von Steuern, Ämtern und Miltärpflichten). Die Einrichtung der öffentlichen Ärzte hat sich in Rom später auch durchgesetzt. Sie brauchten zuerst eine Genehmigung von den Städten, später auch von der kaiserlichen Regierung. Die Militärärzte hatten einen niedrigen Rang. Die höherstehenden Medici nannten sich in der Kaiserzeit Archiater (Bäumer, S.21). Es gab die archiatri palatini, die Hofärzte, die auch oft hohe Staatsstellungen einnahmen und die archiatri populares, die für die Armenbehandlung zuständig waren. Trat der Tod eines Sklaven durch falsche Behandlung des Arztes ein, so wurde der Arzt durch die Lex Aquila bestraft. Die Lex Cornelia trat bei verschuldetem Tod eines Patienten in Aktion. (Puschmann, Th., S.102). Die in heidnischer Zeit von den Städten eingerichteten Iatrien waren Polikliniken, die den Ärzten zur Behandlung ihrer Kranken zur Verfügung gestellt wurden. Erst mit der Verbreitung des Christentums entstehen die Krankenhäuser. Sektionen waren bei den Griechen nur in beschränktem Maße möglich, in Rom waren sie erlaubt. (Bäumer,S.22). Bis in die Zeit der Völkerwanderung standen in den römischen Provinzen Staatsgeschäfte und Krieg im Ansehen weit über den Wissenschaften. Römische Militärärzte und christliche Missionare waren die Träger der medizinischen Kenntnisse und die Medzin wurde vor allem in den Mönchsklöstern gepflegt. Ausführliche Bestimmungen, die die Ärzte betreffen, finden sich bei den Westgoten (Bäumer, S.26). So erhielt der Arzt keinen Lohn, wenn der Patient verstorben war; erlitt der Patient jedoch während eines Eingriffes den Tod, dann sollte der Arzt den Verwandten übergeben werden, die mit ihm machen konnten, was sie wollten. Diese Gesetze zeugen nicht von Achtung vor den Ärzten, sie scheinen mehr zum Schutz vor Ärzten gemacht zu sein und entsprechen dem römischen Vulgarrecht. Eine neue Blütezeit erlangte die arabische Medizin. Der muslimische Kalender beginnt mit dem Jahr 622 n.Chr., in dem Mohammed (570-632) aus Mekka nach Medina fliehen musste. Er schuf einen neuen theokratischen Staat auf der Grundlage des Islam, den religiösen Gesetzen der Scharia und der arabischen Sprache (siehe Friedrun Haun, bei Schott). Die Stadt Bagdad wurde dabei neu errichtet. Unumstritten ist hier das Verdienst der Übersetzerschule des Johannitus (808-873) aus dem Irak in Bagdad. Er hat das komplette System der antiken Heilkunst innerhalb kürzester Zeit ins Arabische oder Syrisch-Aramäische übersetzt und damit für die folgenden vier Jahrhunderte den Grundstein für die Blütezeit der arabischen Wissenschaft gelegt.

Das christliche Großreich Karls des Großen (747-814) wurde zwar durch eine einheitliche Reichsverfassung zusammengehalten, führte aber zu einer Spaltung in eine westliche und östliche Heilkunde(F.Haun, s.o.). Während die westliche Seite von der Klostermedizin(etwa 400-1130) und der scholastischen Medizin (1130-1500) geprägt wurde, stand ihr auf der östlichen Seite die byzantinische (4.-15.Jh.) und arabische (8.-16.Jh.) Heilkunde gegenüber. Dadurch ergab sich auch die konfessionelle Spaltung in den katholischen Westen und den orthodoxen Osten. Wobei sich der oströmische Kaiser Michael I. und Karl der Große noch gegenseitig anerkennen mussten. Und das Papsttum konnte nach Karls Kaiserkrönung die Führungsposition über die Kirche des Abendlandes übernehmen. Das Reformprogramm Karls des Großen prägte nicht nur die politische Entwicklung, sondern auch das Kultur- und Geistesleben (Karolingische Renaissance), welche das mittelalterliche Europa prägen sollte, wobei die Medizin als Lehrfach noch fehlte. Es gab aber gewerbsmäßige Ärzte und eine Medizinaltaxe. Aus dem östlichen Teil dieses Reiches entstand im 10. Jahrhundert das deutsche Reich.

Im 12.und 13. Jahrhundert erfolgte dann wieder ein Wissenstransfer ins Abendland durch Gründung von Schulen und Universitäten. Im 11. Jh. ist hier bereits Salerno zu nennen . Hier wurden große Teile der arabischen Werke durch Constantinus Africanus ins Lateinische übersetzt und im 12.Jh. in Toledo durch den Übersetzerkreis des Gerhard von Cremona diese Werke weiter lateinisiert. Diese lateinischen Versionen nannte man Arabismus, doch haben hier der Wissenschaft religiöse Ansichten großen Schaden zugefügt, bsd. in der Gynäkologie und Geburtshilfe. Auch die Anatomie lag brach, Sektionen waren verboten, die Chirurgie wurde vernachlässigt. Die Gesetzgebung war entwickelter. Die Studierenden erhielten Zeugnisse über Teilnahme am Unterricht und Befähigung, auch waren schriftliche Lizenzen für die Lehrtätigkeit erforderlich. Vor Ausübung der Praxis war eine obrigkeitlich angeordnete Prüfung nötig.

In der Schule von Salerno waren Christen, Juden und Araber tätig, die in ihrer Muttersprache unterrichteten, sie war frei von religiösen Zwängen und rein weltlich. Die Lehrer wurden später auch besoldet und erhielten Steuerfreiheit. Auch die Anatomie fand hier wieder Beachtug, wenn auch nur an Schweinekadavern. Im Jahre 1224 schuf Kaiser Friedrich II. die Universität von Neapel, die aber 1231 nach Salerno verlegt wurde. Die ärztlichen Kollegien zu Bologna bestanden seit Mitte des 12.Jh. und die in Paris seit 1180. Die medizinische Schule von Montpellier entstand auch durch arabisch-jüdische Einflüsse etwa um 1000 n.Chr. Sie kam aber bald unter die Botmäßigkeit der Geistlichen. Der Hochschullehrer musste danach ein Examen bestanden haben und vom Bischof approbiert oder ernannt sein. Die Fakultät stand unter der Oberleitung des Erzbischofs, den der Kanzler vertrat. Diesem oblag die Gerichtsbarkeit und Polzei der Schule. Appellation war in erster Linie an den Bischof, weiter an den Papst zulässig. Wer ohne Prüfung praktizierte, verfiel der Exkommunikation. Nur die Chirurgen waren vom Examen befreit. Andere Statuten und Lehrpläne stützten sich auf die Edikte Friedrichs II.. Das Gesetzeswerk Friedrichs, die Constitutionen von Melfi von 1231, stellt die erste große Kodifikation eines staatlichen Verwaltungsrechtes des Mittelalters dar und wurde weit über das Königreich Sizilien hinaus für die gesamte Welt des Abendlandes bedeutsam (Hein; Sappert, S.22). Die Constitutionen, der „Liber Augustalis",enthalten in drei großen Teile – dem Liber I,II und III – zahlreiche Gesetzestitel. Und die Medizinalbestimmungen bilden nur ein winziges Teilchen des großen Werkes. Sie finden sich im Liber III in den Titeln 44, 45, 46, 47. Wobei die Zahlenfolge der Titel nicht der tatsächlichen zeitlichen Veröffentlichungsfolge der Titel entspricht.(Zur besseren Einsicht werden die Übersetzungen der lateinischen Texte der Medizinalgesetze 44 und 46 hier später in einer neuen Bearbeitung eingefügt).

Titel 44: Über die , welche die Heilkunst ausüben wollen.

Titel 45: Über das Verbot der Heilkunstausübung ohne schriftliche Zeugnisse der Professoren.

Titel 46: Über die Ärzte.

Titel 47: Über die Sirupe und Elektuarien.

Der Titel 44 wurde bereits 1140 vom Normannenkönig Roger II. erlassen, Friedrichs Großvater. Über allen Verordnungen stand jedoch der Grundgedanke, der auch heute noch gilt: „primum nihil nocere" („dass niemand Schaden erleide"). Der geprüfte Arzt musste Zeugnisse sowohl der Lehrer (magistrorum) als auch der Regierungskommissare (ordinatorum nostrorum) vorlegen. Die eigentliche Approbation (medendi licentia) behielt sich der Kaiser selbst vor. Wenn er außer Landes war, gab es einen Vertreter. In gleicher Weise war die Lehrtätigkeit in Medizin und Chirurgie von einer Prüfung durch Examinatoren und Regierungsvertreter abhängig und diese fand in der Schule von Salerno vor der Fakultät statt. Die Prüfungen waren öffentlich. In Salerno, wie im gesamten süditalienischen Königreich beider Sizilien, ist die Regierung, wie schon gesagt die einzige Initiatorin der Gesetzgebung ohne Einfluß der Geistlichkeit. Das war wohl Friedrichs epochale Neuerung, die seiner Zeit weit vorausschauenden Persönlichkeit entsprach. Außerdem war er erst im August 1230 von Papst Gregor IX. vom Kirchenbann befreit worden. Papst Gregor mahnte von dem „ruchlosen Beginnen" abzulassen. Der Geschichtsschreiber Georg Weber (Allgemeine Weltgeschichte) hat dieses Gesetzgebungswerk wie folgt charakterisiert: „In diesem Verfassungs- und Gesetzgebungswerk, worin auf Grund und mit Benutzung älterer normannischer Bestimmungen und Einrichtungen alle Gesetze und Verordnungen des Königs zu einem organischen Staatsbau verarbeitet wurden, weht schon ganz der Hauch des modernen Staates."

Das Heilige Römische Reich Deutscher Nation, wie es seit dem Mittelalter bis zu seinem Untergang 1806 genannt wurde, bildete den politischen und staatsrechtlichen Rahmen, in dem die Deutschen fast 900 Jahre lebten. Das Reich besaß keine Verfassung im modernen Sinne, aber sogenannte Reichsfundamentalgesetze, zu denen an erster Stelle die 1356 in Kraft getretene Goldene Bulle Kaiser Karls IV. zählte. Dazu zählten auch der Friedensschluß von Münster und Osnabrück von 1648, Reichsabschiede, Abschiede der Deputationstage sowie Kammergerichts- und Visitationsabschiede. Da reichsgesetzliche Maßnahmen, die Gesundheit betreffend, zunächst fehlten, versuchten viele Städte eigen Medizinalordnungen zu schaffen. So geschehen in Basel um 1300, in Konstanz 1387 und 1455, in Nürnberg 1335 und 1592. Im

16. Jahrhundert finden wir auch den Erlaß von Medizinalordnungen durch kirchliche Landesher-ren, so z.B. die Medizinalordnung des Fürstbischofs von Würzburg von 1502. Die Versuche, das Gesundheitswesen gesetzlich zu regeln, ein einheitliches Grundkonzept zu schaffen, zeigen die Arbeiten „Consilium medicum"(1567) und „Reformation"(1573) von Joachim Struppius von Gelnhausen. Neben den Pflichten der Obrigkeit für ihre Landeskinder wird dort darauf hingewiesen, dass neben der Religion die Gesundheitsfürsorge das wichtigste sei und nur mit Hilfe der Ärzte zu schaffen sei. (Rodegra,H.,S.9). Die Augsburger Medizinalordnung von 1582 soll auf seinen Anregungen beruhen. Der Nürnberger Stadtphysikus Joachim Camerarius, legte 1571 den Plan einer Medizinalordnung vor, in der er ein „Collegium medicum" zur Klärung strittiger Krankheitsfälle und als ärztliches Ehrengericht geschaffen werden sollte. 1592 wurde daraufhin eine Medizinalordnung in Nürnberg erlassen. Der erste Stadtphysikus wird in Deutschland 1281 in Wismar genannt. Und in einer von Kaiser Sigmund (1368-1437) erlassenen Bestimmung von 1431war festgelegt worden, dass in jeder Reichsstadt ein Physikus wirken sollte. (Rodegra,H.S.5f.).

Eine Apothekerordnung für die Stadt Königsberg von 1563 wird als Vorstufe für die Bildung einer preußischen Medizinalordnung angesehen. Schon 1661 hatten preußische Leibmedici dem Großen Kurfürsten vorgeschlagen, in den beiden Residenzen Berlin und Cölln ein Collegium medicum zu errichten und den Entwurf einer Medizinalordnung vorgelegt. Doch erst im Jahre 1685 ist ein Medizinal-Edikt des Großen Kurfürsten erlassen worden. Es nannte sich „Preußisch und churfürstlich brandenburgische Medicinal-Edikt und Ordnung". Es bestimmte u.a., dass ein Collegium medicum mit Leib-und Hofmedici zu bilden sei, und mit den beiden Ordinarii medici der medizinischen Fakultät Frankfurt/Oder sowie noch anderen Medicos des Landes und Physicos der Städte zu besetzen sei. Das Edikt enthielt besondere Vorschriften für die Zusammenarbeit der Ärzte sowie der Verhütung ansteckender Krankheiten. Apotheken waren in bestimmten Zeitabständen einer Visitation zu unterziehen.(Rodegra,H.S.10). Bedingt durch die schlechten Lebensbedingungen großer Teile der Bevölkerung und die ständig grassierenden ansteckenden epidemischen Krankheiten (Pest,Cholera), die die Bevölkerung dezimierten und den Staat schwächten, hielt man es in der Mitte des 18.Jh. für angebracht, auch die gesundheitliche Überwachung der Bevölkerung dem Staat zu übertragen. Wozu auch die Bevölkerung durch bewusste Beachtung einer gesunden Lebens- und Ernährungsweise angehalten werden sollte. Die umfassendste und bekannteste Schrift zur Theorie des öffentlichen Gesundheitswesens stammt von Johann Peter Frank (1745-1821). Sein „System einer vollständigen medizinischen Policey" bestand zunächst aus 6 Bänden und erschien von 1779-1783. Er verstand unter einer Medizinalpolizei, einen Teil der Polizeiwissenschaft, die als „ gute Policey", des Staates galt. Gleichzeitig wurde damit dokumentiert, dass die Gesundheitsfürsorge auch in die Verantwortung des Staates falle. Als Leitautor der öffentlichen Gesundheitspflege und Begründer der Medizinalpolzei eröffnete er ihr einen unbeschränkten Handlungsraum:1. die flächendeckende medizinische Versorgung der Bevölkerung, 2. die Aufgaben der Prävention, 3. die Sorge um bestimmte Bevölkerungsgruppen. Dabei wurden von ihm alle von der Geburt bis zum Tod ersichtlichen Gesundheitsprobleme detailliert analysiert und zu einem umfassenden Modell einer staatlich gesteuerten Erhaltung und Verbesserung der Gesundheitsverhältnisse der Bevölkerung verarbeitet. Auch sollte ein bestimmtes Gesundheitsverhalten der Bevölkerung erreicht werden, eine sogenannte „Sozialdisziplinierung" im Bereich des Gesundheitswesens, eine Art „Selbstdisziplinierung", die man damals aber mit den als unmündig betrachteten Untertanen noch nicht erreichen konnte. (Möller,K.S.147, S.169). Doch durch den starken Einfluß der „medicinischen Policey" auf die Gesundheitswissenschaften, spricht man deshalb auch vom Beginn einer neuen Epoche, in der die Einflüsse der kulturellen Umwelt auf die Gesundheitsverhältnisse untersucht und erörtert werden, als eine mehr prophylaktische Aufgabe (Rodegra, H.S.11).

Nach der Französischen Revolution um 1800 wandelt sich der Begriff der „medicinischen Policey". Nicht mehr die Bevormundung und Kontrolle der Untertanen war gefragt, sondern eine *Medizinalgesetzgebung,* die eine bessere Systematisierung der staatlichen Pflichten auf dem Gebiet des öffentlichen Gesundheitswesens im Sinne des „Staatsbürgers" erreichte. Diese „medicinische Gesetzgebung" sollte als Oberbegriff für die „medicinische Policey" und die die Organisation des öffentlichen Gesundheitswesens betreffenden „Medizinalordnungen „ stehen.* Die Verantwortung für die Gesundheit ging jetzt vom Aufgabenfeld des Staates in das des Individuums über – zur Sicherung von Freiheit und Menschenrechten! „Da die fehlende wissenschaftliche Absicherung Erfolg oder Misserfolg medizinischer Maßnahmen weitgehend vom Zufall abhängig machte, gab es keine Gewähr, dass der Staat wirklich in der Lage war, für Leben und Gesundheit der Menschen besser zu sorgen, als sie es aus eigenen Kräften könnten; die allumfassenden und anmaßenden medizinalpolizeilichen Eingriffe seien daher nicht zu rechtfertigen." (Erhard, J.B., Tübingen 1800). Doch kam nicht jedem Individuum ohne weiteres das Recht zu, über seine physischen und psychischen Kräfte selbständig zu verfügen. Als „Vollbürger" galt nach Kant in erster Linie eine durch ökonomische Selbständigkeit und Stellung als Eigentümer gesicherte Person. Für die Masse der Unterschichten war das liberale Programm nicht gedacht. Dazu zählten nicht nur alle Arbeiter, Dienstboten und Eigentumslosen, sondern auch Kinder, Frauen und Irre. Die Phase der Industriealisierung (1800-1860) führte auch in Deutschland zu einer Zunahme der Luftverschmutzung und daraus resultierenden Umweltkonflikten, die die Obrigkeit mehr und mehr beschäftigen mussten. Nicht nur die Naturwissenschaften, die Medizin und Technik verlangten nach neuen Lösungen, auch die Gesundheitsfürsoge war gefordert, die Volksgesundheit zu sichern. Dazu wurde auch eine hygienische Überwachung der Bevölkerung nötig. Diese bezog sich besonders auf die Kontrolle und Zusammensetzung der Luft. Noch in Unkenntnis der Bakterien, gewann zunehmend die Miasmenlehre an Bedeutung. Darunter stellte man sich kleinste organische Materieteilchen oder Gase vor, die vermeintlich aus kranken Körpern ausdünsten oder bei Verwesung von Abfall, Tierkadavern oder Leichen entstehen. Diese Miasmen machte man für die Entstehung und Übertragung von Krankheiten verantwortlich. Und die Miasmenverursacher sollten durch obrigkeitliche Eingriffe weitgehend beseitigt werden: durch Trockenlegung von Sümpfen, Verlegung von Friedhöfen in die Peripherie, Verbot von Begräbnissen in den Kirchen, durch Kanalisation und Abwässerbeseitigung sowie Räumung und Pflasterung von Straßen in den Städten. Wegen der miasmenreichen Ausdünstungen bestimmter Gewerbe- und Handwerksbetriebe, sollten sie auch vor die Tore der Stadt verlegt werden, ebenso Hospitäler, Findelhäuser und Kasernen, d.h. es wurde die räumliche Trennung von Wohngebieten und luftverschmutzenden Betrieben und Anlagen gefordert. Prof. Pettenkofer errichtete daraufhin 1865 in München einen Lehrstuhl für Hygiene und erhob sie zum Prüfungsfach im Staatsexamen. Weitere Hygieneinstitute folgten, 1878 in Leipzig und 1881 in Göttingen. Durch die Entdeckung des Choleraerregers 1883 durch Robert Koch hat die Entwicklung eine andere Richtung eingeschlagen; da man jetzt die Bakterien als Krankheitsverursacher erkannte. Auch die Ärzte traten jetzt in Aktion und eine Bewegung der Ärzte forderte in der Zeit der Revolution von 1848/49 eine „Medizinalreform" für die Verbesserung des Gesundheitswesens, und verschiedene wissenschaftliche Gesellschaften erarbeiteten Entwürfe für eine Medizinalreform, die von zwei Gruppen angeführt wurde. Die erste Reformgruppe, eine gesundheitspolitische demokratisch soziale, die u. a. von Rudolf Virchow vertreten wurde, begründete in der neugegründeten Zeitschrift „Die medicinische Reform" ein neues System der staatlichen Gesundheitspflege, das die sozialen Krankheitsursachen beseitigen und gleichzeitig das Selbstbestimmungsrecht des Einzelnen garantieren sollte, was in der Verfassung verankert werden sollte. Nach demokratischen und sozialen Vorstellungen sei die Sorge um die Gesundheit Staatspflicht! Und Virchow verlangte im Juli 1848 von der Frankfurter Nationalversammlung „die Einrichtung eines deutschen Reichsministeriums für die öffentliche Gesundheitspflege". (Möller,K.S.302). Das hätte aber zuerst die nationale

Einheit bedingt! Die zweite Reformgruppe, eine standespolitische, forderte vor allem die Aufhebung der staatlichen Bevormundung der Ärzteschaft und die Schaffung einer eigenständigen Berufsorganisation, die die vormundschaftliche Überwachung der Einzelbestrebungen beenden sollte. Ihr sollte die weitgehende Selbstregulierung aller ärztlichen Angelegenheiten überlassen werden, Aufgaben, für welche bis dahin die Medizinalpolzei zuständig gewesen war. Außerdem forderten die Ärzte, sie an der Regelung des Gesundheitswesens zu beteiligen. Man forderte sogar ein „Gesetzbuch für Ärzte". (Grauvogel, E.von, Erlangen 1848). Die Forderungen der ärztlichen Reformbewegungen zum Schutz der Gesundheit, ein staatliches Gesundheitswesen zu schaffen, ließen sich aber 1848 noch nicht verwirklichen. Erst mit der Gründung des Deutschen Reiches 1871, gab es einheitliche Reichsgesetze für die Kontrolle und Aufsicht der Heilberufe, was im wesentlichen Approbationsordnungen, Gebührenordnungen und Impfgesetze betraf. Ein Reichministerium für Gesundheit hat es im Deutschen Kaiserreich noch nicht gegeben, das Gesundheitswesen war dem Ministerium des Innern unterstellt. (Literatur beim Verfasser!).

*

Quellenverzeichnis 19.2.2016

1. Bäumer, Alfred: Die Ärztegesetzgebung Kaiser Friedrichs II. und ihre geschichtlichen Grundlagen. Inaug. Diss. Leipzig 1911.
2. Busolt, Georg: Griechische Staatskunde. In: Iwan v. Müller (Hg.): Handbuch der Klass. Altertumswissenschaften. 4.Bd. 1.Abtlg, 1.Hälfte.
3. Das Gesundheitssystem: Ausgabe der deutschen Krankenkassen 1993-2006.

4. Erhard, Johann Benjamin: zit. bei Rodegra, H. S.11; Möller, K. S.218.

5. Frank, Johann Peter: System einer vollständigen medicinischen Policey. Bd. 1-7. 1779 -1792 Frankenthal.
6. Grauvogel, Eduard v.: Über den ärztlichen Congress in München. Erlangen 1848.

7. Haun, Friedrun: Die Begründung der arabischen Medizin in Bagdad. In: Schott, Heinz: Meilensteine der Medizin. Dortmund 1996.

8. Hein, Wolfgang-Hagen; Sappert, Kurt: Die Medizinalordnung Friedrichs II. Eine pharmaziehistorische Studie. Eutin (Holstein) 1957.

9. Möller, Karen: Medizinalpolizei. Univ. Diss. Bayreuth 2004.

10. Muther, Theodor: Römisches und Kanonisches Recht im deutschen Mittelalter. Vortrag. 51 S. Rostock 1871.

11. Naumann, Günter: Das Frankenreich. In: Deutsche Geschichte. Das Alte Reich 962-1806. Wiesbaden 2007.

12. Olechowski, Thomas; Gramauf, Richard: Studienwörterbuch Rechtsgeschichte und Römisches Recht. Mainz, Wien 2006.

13. Pohl, Rudolf: De Graecorum publicis. Berolini 1905.
14. Pringsheim, Fritz: Gesammelte Abhandlungen. Heidelberg 1961.
15. Puschmann, Theodor: Geschichte des medizinischen Unterrichts. Leipzig 1889.

16. Rodegra, Heinrich: Das Gesundheitswesen der Stadt Hamburg im 19. Jh. Unter Berücksichtigung der Medizinalgesetzgebung (1586-1818- 1900). Habil.Diss. Wiesbaden 1979.

17. Weber, Georg: Allgemeine Weltgeschichte, zit. bei Bäumer, A. S.40.

18. Wertner, Moritz: Demokedes aus Kroton. Archiv für Geschichte der Medizin und med. Geographie. 5.Jahrg. 1882.

19. Wieacker, Franz: zit. bei Troje, Hans Erich: Europa und griechisches Recht. Frankfurter Antrittsvorlesung, Sommer 1970.

20. Winkler, Heinrich August: Geschichte des Westens. München 2009.

21. Winkler, Hugo: Die Gesetze Hammurabis, König von Babylon um 2250 v. Chr.(Übersetzt v. Dr. H. W. Leipzig). In: Der Alte Orient.5.Jahrg. Heft 4, 1908.

BEI GRIN MACHT SICH IHR WISSEN BEZAHLT

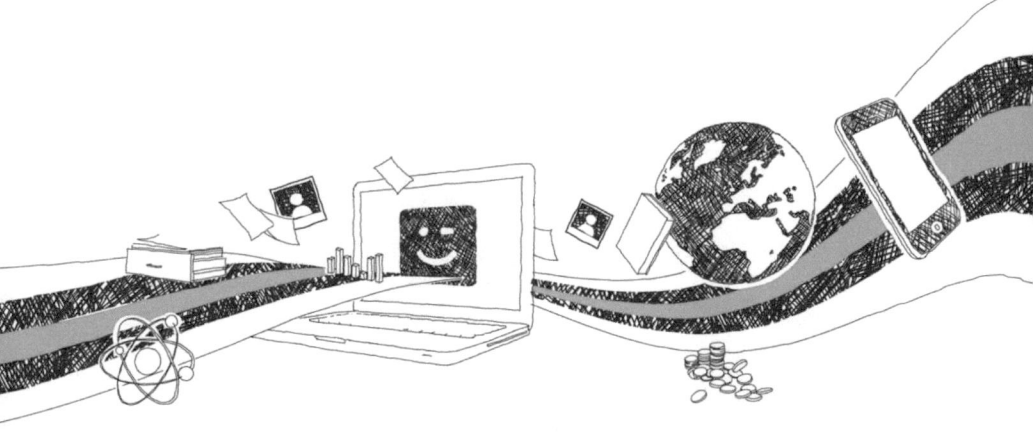

- Wir veröffentlichen Ihre Hausarbeit, Bachelor- und Masterarbeit

- Ihr eigenes eBook und Buch - weltweit in allen wichtigen Shops

- Verdienen Sie an jedem Verkauf

Jetzt bei www.GRIN.com hochladen und kostenlos publizieren

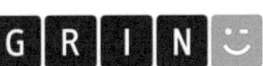